QUELQUES CONSIDÉRATIONS

SUR LE

COUP DE CHALEUR

PAR

Gabriel BORÉLY

DOCTEUR EN MÉDECINE DE LA FACULTÉ DE PARIS

MÉDECIN DE LA MARINE

PARIS

ALPHONSE DERENNE

52, Boulevard Saint-Michel, 52

1884

QUELQUES CONSIDÉRATIONS

SUR LE

COUP DE CHALEUR

PAR

Gabriel BORÉLY

DOCTEUR EN MÉDECINE DE LA FACULTÉ DE PARIS

MÉDECIN DE LA MARINE

PARIS

ALPHONSE DERENNE

52, Boulevard Saint-Michel, 52

1884

A MON PÈRE E. BORÉLY

Principal honoraire de l'Université

Officier de l'instruction publique

A MES PARENTS

A MES AMIS

A MES MAITRES

A LA MÉMOIRE DE J. COSQUER

Médecin de première classe de la marine
Officier de la Légion d'honneur.

A MONSIEUR LE DOCTEUR L. MANSON

Médecin de première classe de la marine
Chevalier de la Légion d'honneur.

Souvenir du « Rhin » (1875-1876).

A MONSIEUR LE DOCTEUR A. CORRE

Médecin de première classe de la marine
Chevalier de la Légion d'honneur
Professeur agrégé à l'école de médecine navale de Brest.

A MON PRÉSIDENT DE THÈSE

MONSIEUR LE PROFESSEUR LABOULBÈNE

QUELQUES CONSIDÉRATIONS

SUR LE

COUP DE CHALEUR

—

DÉFINITION

On donne le nom de coup de chaleur (heat fever des Anglais, hitzschlag des Allemands) à l'ensemble des phénomènes locaux et généraux produits par l'élévation de la température sur les êtres vivants, que cette élévation soit due à l'action des rayons solaires, ou provienne d'une source artificielle quelconque (chambres de chauffe de nos navires à vapeur, par exemple). En effet, si les progrès accomplis dans les sciences physiques ont fait depuis longtemps distinguer dans le spectre solaire, des rayons lumineux, des rayons calorifiques et des rayons chimiques, il est loin d'en être ainsi en pathogénie, et, jusqu'à ce que l'on ait bien établi le contraire, l'insolation et la fièvre de chaleur ne forment pour le clinicien qu'un même procès morbide.

———

APERÇU HISTORIQUE

Il est permis de s'étonner de ce qu'une affection qui remonte au berceau même de l'humanité, n'ait été scientifiquement étudiée que de nos jours, et n'ait pas eu plus tôt sa signature clinique et son droit de cité dans nos traités classiques. Mais cet étonnement disparaîtra si l'on veut bien considérer l'état intellectuel des peuples à l'origine des sociétés. Une croyance que l'on retrouve partout, faisait attribuer à l'influence du surnaturel tous les phénomènes insolites que l'état de la science d'alors ne permettait pas d'expliquer. Et, quelle maladie, plus que celle qui va nous occuper ici, pouvait prêter aussi longtemps à l'entretien de ces croyances? Le coup de chaleur, qui porte si souvent atteinte aux facultés mentales donne à l'homme, à ses habitudes, à ses mouvements, à ses manifestations intellectuelles, un caractère d'incohérence et d'extravagance, bien susceptible de conduire à l'idée du merveilleux.

L'histoire, à toutes les époques, est riche de faits semblables : M. Renan ne prouve-t-il pas en s'appuyant sur le texte même de la Bible, que c'est à la suite d'une insolation qu'eut lieu la conversion de saint Paul : cheminant en plein midi sur la route de Damas, saint Paul, tombant par terre, vit passer dans ses yeux une lumière éclatante, crut entendre une voix qui l'appelait à lui, et devint le grand apôtre du christianisme (Renan, *Les Apôtres*, p. 181).

Pour prendre un exemple dans des temps plus rapprochés de nous, ne savons-nous pas que la folie de Charles VI fut le résultat d'une insolation. « Le jour où le roy essit et se départit de la forêt du Mans, il fit très asprement chaud, et bien le devait faire, car il était en le plein mois de hermi (août) et le soleil par nature et droiture était en sa greigneur force » (Froissart, *Chron.*, T. III). Tout récemment (mai 1879), le commandant d'un transport de l'État, envoyé à Nouméa pour participer au rapatriment des amnistiés de la Commune, fut insolé dans la mer Rouge et se suicida en passant devant Melbourne.

ÉTIOLOGIE

a. CAUSES DÉTERMINANTES

L'élévation de la température est la cause dominante dans le coup de chaleur; mais elle n'agit pas seulement sur l'économie à l'état de pur calorique et il est impossible de la séparer d'autres agents tels que l'humidité, l'électricité, etc., nous avons donc à l'étudier ici au double point de vue de la quantité et de la qualité.

La chaleur atmosphérique ne commence à être un sérieux danger pour l'homme que lorsqu'elle atteint la température de son corps (37° environ) et surtout lorsqu'elle la dépasse. L'étude des températures des lieux, dont les différents degrés constituent les climats, nous montre que dans les régions tropicales la température est élevée pendant tout le courant de l'année, atteignant souvent 40° et plus et ne descendant guère au-dessous de 20°. C'est dans ces régions, constamment inondées de calorique, que l'on a eu le plus souvent l'occasion d'étudier ses effets nuisibles sur l'organisme. Il ne faudrait pas croire toutefois que les climats tempérés en soient complètement indemnes.

Plusieurs conditions sont à mentionner ici pour l'influence qu'elles ont sur la température : d'abord l'heure du jour. En plein midi les rayons solaires, indépendamment de leur action directe, tombent normalement sur la surface du sol qui les réfléchit en augmentant encore la température des couches inférieures de l'atmosphère. D'ailleurs l'inclinaison extrême des rayons solaires présente aussi des inconvénients, et les cas de coup de chaleur au coucher du soleil ne sont pas rares aux colonies. L'état de pureté du ciel doit être pris en considération ; on a souvent observé des cas de coup de chaleur avec un ciel couvert ; en effet, les nuages diminuent l'intensité des rayons solaires, mais en même temps ils font office de miroir et réfléchissent sur la terre la chaleur qu'ils ont emmagasinée.

L'état de stagnation de l'atmosphère a aussi son importance. Tout le monde sait combien la chaleur se supporte difficilement par calme et combien au contraire la moindre brise vient la tempérer. De plus, en renouvelant à chaque instant les couches d'air en présence du corps, les vents favorisent l'évaporation cutanée qui, comme nous le verrons plus loin, est le grand réfrigérant de l'économie. Certains vents, cependant, peuvent avoir une action nuisible en amenant l'élévation brusque du thermomètre : Aubert-Roche a remarqué que le khamsin, sur les bords de la mer Rouge, faisait monter dès qu'il soufflait, le thermomètre de $+ 2°,4$ à $40°,3$. L'harmattan produit les mêmes effets au Sénégal, il fait passer la température de $+ 20°$, à $+ 40°$, et $50°$, ainsi que l'a signalé Dutroulau.

Si nous passons maintenant à l'étude des qualités mêmes de la chaleur nous remarquons tout d'abord l'influence de l'état hygrométrique de l'air. Si la vapeur d'eau atmosphérique absorbe une certaine proportion de rayons calorifiques, en produisant des raies obscures dans le spectre solaire, elle s'oppose d'un autre côté à la radiation de la chaleur obscure du sol vers les espaces cosmiques. Cette proportion de vapeur varie avec les climats, et, c'est à sa diminution dans les pays équatoriaux que sont dues en partie les chaleurs intenses pendant le jour et les refroidissements des nuits. Les effets de l'humidité, sur l'économie en particulier, sont très défavorables. Quand l'air est voisin de son point de saturation, l'évaporation pulmonaire diminue ainsi que la transpiration cutanée, et par suite la chaleur s'accumule dans l'organisme. L'épiderme humide deviendrait aussi meilleur conducteur de la chaleur. (*Dict. de méd. et de chir. prat. Art. chaleur*, p. 745).

L'état électrique de l'air a aussi une certaine influence sur la production du coup de chaleur, bien que sur ce point étiologique nos connaissances soient encore bien restreintes. Dans les orages si fréquents sous les tropiques, on a signalé une fatigue insolite, de la faiblesse des membres, avec un état de surexcitation surtout chez les tempéraments nerveux. La nature de l'électricité aurait aussi son influence. La résineuse amènerait de l'accablement, l'électricité vitrée produirait plutôt de l'excitation (Michel Lévy et Boudin).

Le degré de la pression barométrique est aussi à signaler. Le baromètre et le thermomètre oscillent en sens inverse. C'est donc dans les climats chauds que l'on rencontre les plus basses pressions. Elles agissent de deux façons sur l'économie : 1° En diminuant la quantité de l'air respirable ; 2° En congestionnant les centres nerveux. L'altitude paraît avoir la même influence.

La composition de l'air dans ses éléments, ne varie guère. La proportion de l'oxygène a été trouvée un peu inférieure au milieu des grands océans (par suite sans doute de la solubilité plus grande de ce gaz), mais cette légère diminution ne semble avoir eu aucun effet [sur les navigateurs. Autrement grave est l'action de l'air confiné, comme celui des chambres de chauffe de nos navires, des prisons de nos colonies ; la viciation est due à des émanations organiques au moins autant qn'à la privation d'oxygène, et l'on a, je crois, plus souvent affaire dans ces cas à un empoisonnement où la chaleur joue un rôle indirect.

Nous ne terminerons pas cette étude des causes déterminantes sans signaler le rôle que joue la couleur du sol sur la production de ces phénomènes.

Les plages de sable blanc et les terrains madréporiques des pays chauds, rayonnent énormément du calorique qu'ils reçoivent. La porosité des différents terrains doit aussi entrer en ligne de compte : les sables ne retenant pas l'eau atmosphérique, ne sont pas le siège de l'évaporation constante qui se produit avec les terrains argileux, et qui rafraîchit si efficacement les couches inférieures de l'atmosphère.

b. CAUSES PRÉDISPOSANTES.

Nous avons tout d'abord à nous occuper ici de la différence de résistance à la chaleur, suivant les races. La race noire, bien que loin d'être indemne des atteintes du coup de chaleur, présente cependant une immunité relative que l'on peut expliquer par les considérations suivantes : d'abord l'extrémité supérieure du corps est protégée par une chevelure abondante, épaisse, constituant une sorte de feutrage. L'épaisseur des os du crâne est plus grande. De

plus, l'excrétion sudorale est plus abondante et par conséquent l'évaporation cutanée plus active. On doit prendre
également en considération le grand nombre de glandes sé-
bacées qui sécrètent sur toute la surface du corps des
nègres, un vernis protecteur, qui ne leur permet pas de
garder, au sortir d'un bain, la moindre parcelle d'eau,
tant dans la chevelure que sur la peau. Quant à la couleur
du tégument qui, pour la plupart des auteurs, semblerait
être une cause de moindre résistance, elle nous paraît au
contraire être favorable au rafraîchissement du corps. En
effet, si le nègre, dit Michel Lévy, absorbe plus de calorique par sa surface cutanée, il le rayonne dans la même
proportion, de là une sorte de circulation du calorique
de la peau.

Les animaux des climats polaires ne sont-ils pas cou-
verts d'une fourrure blanche pour résister à l'émission du
calorique. Certaines races, au contraire, présentent une
résistance moindre au coup de chaleur. Ainsi les Chinois
fournissent, à conditions égales, dans les Colonies où nous
les employons, un plus grand nombre de victimes que les
Européens, d'ailleurs ils la redoutent beaucoup. Au mois
de mai 1876, à Tahiti, je ne me suis aperçu qu'il y
avait des Chinois dans l'île que le soir. On n'en voit
aucun dans les rues, pendant le jour.

L'âge est aussi une cause prédisposante. Les enfants et
les vieillards résistent moins bien que l'adulte : les premiers, respirant dans les couches tout à fait inférieures de
l'atmosphère, subissent plus particulièrement les mauvais
effets de la réverbération du sol et souffrent aussi de la
raréfaction de l'air à son niveau. La vieillesse qui s'ac-

compagné si souvent de l'état athéromateux et de la fragilité
des vaisseaux, prédispose à l'hémorrhagie cérébrale dès
qu'il y a rupture de l'équilibre dans la circulation.

Les tempéraments ont également leur influence. Le
tempérament sanguin est particulièrement prédisposé. Un
long séjour aux Colonies avec l'anémie tropicale et toutes
ses conséquences, est également une cause de moindre résistance.

Mais de toutes les causes prédisposantes, la plus im-
portante peut-être est l'alcoolisme chronique. Cet empoisonnement qui s'étend aujourd'hui, on peut le dire sans
exagération, à plus de la moitié de nos populations colo-
niales, fournit au coup de chaleur de nombreuses victimes.
Et, indépendamment de l'action anémiante de l'alcool, indépendamment de ses effets irritants sur les viscères et en
particulier sur les centres nerveux, il a aussi une action
annihilante sur la sécrétion sudorale dont on devine ai-
sément les fâcheuses conséquences.

Quant à l'alcoolisme aigu nous dirons seulement qu'un
homme ivre qui s'endort au soleil dans les pays chauds
peut être considéré comme à peu près perdu, et l'on peut
dire pour toutes nos colonies ce que le professeur Bou-
chardat dit pour l'Algérie, dans son savant traité d'hygiène :
« L'absinthe nous a tué plus de soldats que les balles
arabes. »

Certaines professions jouent le plus grand rôle dans
l'étiologie du coup de chaleur. Au premier rang nous de-
vons placer la profession maritime et, en particulier, celle
de chauffeur sur les bâtiments à vapeur. Il faut avoir tra-
versé la mer Rouge au mois d'août pour se faire une idée

de ce que peut être une chambre de chauffe. J'ai vu la température s'y élever jusqu'à 67° centig., alors que sur le pont nous n'avions que 38°, à l'abri des tentes constamment arrosées (Transport *la Seudre*, août 1879). De plus les projections continuelles de vapeur par la machine y saturent l'air d'humidité. D'ailleurs aujourd'hui la marine militaire française a renoncé à y exposer ses hommes et on a organisé un service de chauffeurs indigènes pour le passage de la mer Rouge. Parlerai-je de la profession militaire. De tous temps les corps d'armée en marche lui ont fourni de nombreuses victimes. Il ne se passe pas une revue, pendant l'été chez nous sans qu'on ait à signaler quelques-uns de ces accidents.

M. Hestre (Thèse de Paris, 1872) a fort savamment indiqué les conditions dans lesquelles ils se produisaient, et a donné les raisons pour lesquelles ils sévissaient surtout sur l'infanterie.

SYMPTOMATOLOGIE

En dehors des simples accidents locaux qui sont en tout comparables aux brûlures au premier et au deuxième degré, et qui ne nous arrêteront pas, le coup de chaleur présente plusieurs formes cliniques : 1° Dans une forme légère, incomplète, le malade est pris de malaise avec céphalalgie et étourdissements, dyspnée, fréquence du pouls, urines claires et abondantes. Il titube et tombe souvent, mais quelques affusions froides et une boisson cordiale suffisent à le ranimer, et cette légère atteinte n'a pas de suites fâcheuses. J'ai pu constater un jour plusieurs cas de cette forme légère. Au mois d'août 1879, étant médecin-major du transport de l'État, *la Seudre* qui rapatriait 117 amnistiés de la Commune, au milieu de la mer Rouge, je fus appelé à l'hôpital du bord où l'on m'amena cinq passagers qui, en train de laver leur linge sur le pont, étaient tombés sans connaissance, bien qu'ils fussent à l'abri d'une double tente. Quelques affusions d'eau, qui était d'ailleurs loin d'être fraîche, et un verre de vin de quinquina. firent les frais du traitement, et je n'entendis plus parler d'eux pendant les quinze jours qui nous séparaient de la France. Au moment de cet accident, le thermomètre marquait sur le pont 38° centigrades.

2° La forme grave, complète, constitue un consensus pathologique bien digne d'attention. Il y a d'abord une première période d'accablement, d'assoupissement, avec vertiges, pâleur du facies, sensation très pénible de chaleur intérieure. Dans une deuxième période on constate des convulsions cloniques et toniques. La face est vultueuse, les yeux injectés, les pupilles rétrécies, il y a de la photophobie ; puis surviennent des nausées accompagnées de vomissements bilieux. La peau est sèche et brûlante, la soif est vive. Les urines sont rares et chargées ; la constipation est opiniâtre, en un mot les fonctions excrémentitielles se suppriment. Le pouls est faible, dépressible, très rapide et quelquefois même incomptable, battant de 110 à 160 pulsations, irrégulier dans son rhythme, et jamais dur comme dans l'apoplexie (*pulse is fluttering, morehead*). La respiration est accélérée, superficielle, suspirieuse, atteignant jusqu'à 120 mouvements par minute, avec anxiété épigastrique très douloureuse ; quand il y a congestion pulmonaire, elle se traduit par un souffle tubaire se rapprochant de celui de la pneumonie (Barclay, cité par Maclean, The Lancet 1868). Enfin dans un troisième période, dite de collapsus, on constate l'insensibilité de la peau, du stertor avec apparition d'écume colorée à la bouche, et enfin asphyxie. C'est alors que l'on constate une ascension thermique qui est le caractère clinique le plus frappant de cette terrible maladie. La température axillaire a donné pendant la vie jusqu'à 44° cent. On cite des cas de guérison qui ont été compatibles avec des températures de 42 et de 43° (Levick, *Amér. journ. of méd. sc.* Tome XXXVII). Si la guérison doit avoir lieu, on voit survenir des urines profuses, critiques, ainsi que le rétablissement de la sécrétion sudorale, et aussi le retour rapide de l'intelligence (Hestères).

Dans la forme dite sidérante, la mort a lieu par asphyxie ou par syncope ; elle s'effectue de quelques minutes à une heure.

On a décrit aussi une forme cérébro-spinale, une forme cardiaque, mais moins nettement caractérisées. Nous signalerons ici un cas curieux de coup de chaleur, terminé par la mort, et à manifestations hydrophobiques (Longuet. *Union méd.*, 1882),

MÉCANISME PHYSIO-PATHOLOGIQUE, CAUSES DE LA MORT.

Nous classerons en trois catégories les différentes théories qui cherchent à expliquer la pathogénie de cette affection.

a. La chaleur altère la composition du sang. On a trouvé dans le sang des altérations encore mal déterminées, et qui conviendraient à la forme asphyxique (incapacité respiratoire des globules par destruction. D'après Bonnyman (Edimbourg, 1864), la mort serait due à l'accumulation d'acide carbonique dans le sang. La présence de gaz trouvés à l'autopsie dans les cavités du cœur a été notée également ; et il y aurait là un de ces faits rares, encore mal expliqués, de production spontanée de gaz dans le sang, qu'on a observés comme cause de mort dans la fièvre typhoïde (Zenker), et à laquelle l'hyperthermie ne serait pas étrangère (Longuet. *Union méd.*, 1882).

b. La chaleur agit directement sur les centres nerveux. « Dans la saison chaude de nos pays, dit M. Lacassagne, presque toujours l'action du soleil porte sur les centres ner-

voux, et les accidents consécutifs à ce'te impression déno--
tent des troubles de la circulation cérébrale. » Plusieurs
auteurs pensent qu'il s'agit d'une compression du bulbe
par suite de la dilatation du liquide céphalo-rachidien.

c. La chaleur coagule le suc musculaire.

De là la rigidité cadavérique, et particulièrement la du-
reté du cœur et du diaphragme (Vallin). Cl. Bernard
(*Leçons sur les propriétés des tissus vivants*), Vallin,
Schulize, ont, en effet, démontré qu'à 44° cent. il se
coagule dans les muscles une substance amorphe à laquelle
on a donné le nom de myéline ou syntonine.

Sur ces données expérimentales on peut établir que la
température s'élève dans l'organisme, détermine la coagu-
lation du suc musculaire, la rigidité du diaphragme, la du-
reté du myocarde avec impossibilité au poumon de vider
son sang dans le ventricule gauche, et par suite, asphyxie.

Mais la cause même de cette accumulation de chaleur
reste à trouver, et, selon nous, il faut la chercher dans
une sorte d'empoisonnement excrémentitiel, suite de la
suppression des sueurs et des urines. Pour ces dernières
qui, au début, peuvent suppléer à la diminution des fonctions cutanées, elles ne doivent jouer qu'un rôle secondaire
et, dans l'affection qui nous occupe la théorie d'un empoisonnement urémique semble tous les jours perdre du ter-
rain. Quant à la fonction sudurale, elle nous paraît être la
cause dominante pathogénique. Pour se faire une idée de
son importance réfrigérante sur l'organisme, il suffit de
rappeler une expérience, bien connue des voyageurs, et
aussi éloquente que tous les chiffres. Elle consiste à exposer sa main aux ardeurs du soleil tropical en la plaçant

par exemple au dehors d'une fenêtre ou, si l'on est en mer, au dehors de son sabord, le reste du corps restant à l'ombre dans la chambre. On remarque dans ces conditions un léger suintement de gouttelettes de sueur brillantes ; mais si, laissant la main dans cette position, on avale un grand verre d'eau, il se produit alors sur cette région du corps exposée au soleil, de grosses gouttes d'une sueur profuse, sorte de sudation locale, et ce phénomène met à peine quelques minutes à se produire, après l'ingestion du liquide. N'est-ce pas là un véritable alcarazas vivant ?

L'anatomie pathologique du coup de chaleur est encore bien peu avancée. Le phénomène le plus saillant c'est la persistance de la haute température du corps, plusieurs heures après la mort, et la rigidité musculaire. Avec cela on observe la vacuité du ventricule gauche et la réplétion du ventricule droit qui est gorgé d'un sang noir. Mentionnons aussi l'état congestionné des poumons et des signes d'hyperhémie sur les centres nerveux.

Diagnostic, relations et analogies avec les pyrexies climatiques.

Le coup de chaleur pourrait être confondu avec l'empoisonnement aigu par l'alcool, mais il s'en distingue par l'odeur qui se répand autour de l'homme en état d'ivresse, par la nature des vomissements ; de plus la température n'atteint jamais les degrés auxquels elle arrive dans le coup de chaleur, elle reste même souvent au-dessous de la normale. De même, dans la congestion cérébrale, la marche de l'ascension thermique est un bon signe différentiel. Quant à l'hémorrhagie cérébrale, qui ne prête à l'erreur que lorsque la paralysie est complète, la lenteur de la respiration, au lieu de la dyspnée caractéristique du coup de chaleur, suffira à empêcher une méprise.

La confusion avec les fièvres pernicieuses ataxiques et comateuses est bien plus facile, et l'on trouve des analogies très grandes entre ces affections. On a dit, il est vrai, que dans les fièvres ataxiques on pouvait s'appuyer sur les commémoratifs, sur l'état saburral, sur l'ataxie plus accentuée, sur l'ascension moindre de la température. Le gonflement de la rate a aussi une grande valeur séméiologique, mais seulement lorsqu'il s'agit d'un individu impaludé. Toutefois les analogies sont grandes et bien des fois le coup de chaleur a dû être pris pour un accès pernicieux. En effet, ces maladies règnent fréquemment sous le même climat ; elles reconnaissent une cause commune, l'élévation de la température. Si les fièvres intermittentes reconnaissent pour cause principale une origine tellurique, il n'en est pas moins vrai que les conditions météorologiques et la chaleur en particulier, jouent un rôle immense dans leur production. Boudin a formulé ce principe que les fièvres intermittentes diminuent de fréquence et de gravité, de l'équateur aux pôles.

Les hommes qui échappent aux effets rapides des congestions cérébrales produites par la chaleur, trouvent dans le trouble apporté à l'organisme par cette cause énergique, une cause occasionnelle d'un accès de fièvre qui souvent revêt la forme pernicieuse : « Un soldat ayant eu des fièvres fréquentes, s'étant promené, tête nue, pendant dix minutes, sous le soleil du Sénégal, dans le but de provoquer un accès et d'obtenir son évacuation sur le chef-lieu de la colonie, ne tarda pas à être pris d'un violent frisson et succomba rapidement à un accès pernicieux algide » (Dr Borius, *Archives de médecine navale*, T. 37, p. 241).

On voit par là le rôle que joue le calorique dans la détermination des fièvres infectieuses, et de là les connexions étiologiques qui les relient au coup de chaleur. Dutroulau se demande si, dans les pays palustres, le coup de chaleur ne peut pas occasionner des accès pernicieux.

D'ailleurs il semble se produire actuellement dans la science, relativement à la pathogénie des fièvres, deux courants théoriques à prétentions thérapeutiques opposées. Pour les unes, l'excès de calorique serait tout dans les fièvres, qu'elles soient dues ou non à un infectieux, et, dans ce cas, l'indication thérapeutique est de soustraire le calorique à outrance ; pour les autres, au contraire, l'élément calorique serait secondaire et dominé par l'élement infectieux, primitif et autochtone. (Peter, *Semaine médicale* 20 novembre 1883).

Quant aux analogies symptomatiques du coup de chaleur avec les fièvres pernicieuses, elles ne sont plus à démontrer et le rôle du calorique dans leur symptomatologie est immense : « La fièvre ardente continue des tropiques sévit plus spécialement sur les jeunes soldats. Elle se montre avec plus d'intensité dans les mois secs et chauds. La maladie est annoncée par des frissons, quelquefois par des nausées et des vomissements. Le pouls s'élève à 100 ou 120. La peau est sèche et brûlante, la face est congestionnée. On constate des vertiges, une céphalalgie intense, des bourdonnements d'oreilles, de la photophobie, de l'agitation, de l'insomnie. La langue est recouverte d'un enduit épais et jaunâtre, les lèvres sont desséchées, la soif intense, urines rares, foncées, d'un poids spécifiqoe élevé. Quelquefois, vers le 4° ou 5° jour, on observe un délire aigu, contraction des pupilles et parfois coma complet. La mort survient par coma. La guérison s'annonce par une transpiration profuse. » Murchison (Trad. Lutaud p. 310).

Si j'ai tenu à citer en entier ici ce passage de Murchison c'est pour montrer combien sont grandes les analogies entre le coup de chaleur et les pyrexies climatiques.

PRONOSTIC

Le pronostic du coup de chaleur est grave. D'après les quelques statistiques encore bien incomplètes que nous possédons, la mortalité s'élèverait au tiers ou à la moitié des individus, suivant les cas. La durée de la maladie varie depuis quelques minutes jusqu'à quinze jours ; dans les cas de moyenne intensité, la maladie est ordinairement jugée en trois jours. Quant à son domaine géographique, bien qu'on la rencontre dans tous les pays chauds, elle affecte plus spécialement le Sénégal, la Cochinchine, et surtout les Indes où sa fréquence nous a valu les nombreux travaux des médecins anglais (Aitken, Murchison, Maclean, Fayrer et Morcheade, etc.).

PROPHYLAXIE

La première indication est de soustraire l'homme à l'influence du calorique, par tous les moyens possibles ; en premier lieu, recommander aux Européens de ne pas sortir pendant les heures chaudes du jour, et de suivre en cela les mœurs indigènes. Cette prescription, observée aujourd'hui dans toutes nos colonies où les casernes sont consignées jusqu'à cinq heures du soir, a produit les meilleurs résultats. Le mode de vestiture réclame ensuite toute l'attention de l'hygiéniste. Les vêtements seront amples et larges ; ils ne présenteront pas d'étranglements qui nuisent à la libre circulation de l'air, et qui s'opposent à l'évaporation sudorale. Quant à leur couleur, les progrès de la physique l'ont depuis longtemps fixée dans les climats torrides, et c'est la couleur blanche qu'il convient d'adopter.

Remarquons en effet que la laine blanche absorbe la moitié moins vite la chaleur que la laine noire et qu'en revanche sa vitesse de refroidissement est moins grande. Elle est donc très convenable pour les pays chauds où les variétés nycthémérales de température sont si marquées, et les Arabes, en adoptant le burnous blanc qui les garantit à la fois et de l'ardeur du soleil et du froid glacial des nuits, ont instinctivement suivi les données de la physique.

Le mode de coiffure n'a pas moins d'importance dans la prophylaxie du coup de chaleur. Le béret serré à la tête, la casquette d'officier de marine, le képi de nos soldats doivent être absolument proscrits dans les régions tropicales. Le chapeau de paille bien fait est un bon protecteur, mais ceux qu'on délivre aux colonies à nos matelots et à nos soldats, ont les ailes relevées et ne remplissent pas leur but. Quant au casque léger, fabriqué avec des fibres d'aloès, il nous paraît réunir tous les suffrages. L'armée anglaise aux Indes et dans toutes ses colonies, l'a depuis longtemps adopté et y a trouvé les plus grands avantages. Chez nous, les officiers seuls jusqu'à ces derniers temps, avaient le privilège d'en posséder, mais nous venons d'apprendre que pour l'expédition actuelle du Tonkin, tous les hommes en étaient pourvus.

A ces mesures prophylactiques il faut joindre la sévère observation des lois de l'hygiène dans les pays chauds. Il faudra prendre un soin jaloux de l'entretien des fonctions de la peau par l'usage quotidien de bains frais, il faudra s'abstenir d'une façon absolue des boissons alcooliques. Il est bon, dans ces cas, de se conformer aux habitudes des indigènes.

Dans une expédition qui dura près d'un mois (insurrection de Nouvelle-Calédonie 1878) et que j'eus l'honneur de faire avec cinquante matelots et vingt-cinq soldats d'infanterie de marine, les infusions de café nous manquèrent dès les premiers jours. Nous les remplaçâmes par des infusions de menthe poivrée qu'on faisait pendant les haltes et dont on remplissait les bidons ; et je n'eus à constater aucun cas grave de diarrhée ou d'insolation. L'importance des droits de l'hygiène militaire n'est plus à discuter. Il ne faut ordonner, autant que possible les marches, qu'en dehors des heures chaudes de la journée ; les hommes ne doivent pas marcher en colonnes serrées, précaution recommandée par Taylor pour l'Inde et motivée par ce fait que les fantassins trop rapprochés les uns des autres transportent avec eux une masse d'air chaud et souvent humide. Quant à l'hygiène navale, obligée de lutter constamment contre les préjugés et les nécessités de la navigation, elle n'en fait pas moins d'incessants progrès qui permettent de prévoir le jour où elle sera victorieuse de toutes les influences mauvaises de la profession maritime. L'aération de toutes les parties du navire, la ventilation des batteries, l'utilisation de tous les éléments techniques adaptés aux conditions thermogènes, seront l'objet constant des efforts et des méditations du médecin de la marine.

Traitement curatif.

Les accidents locaux, quand ils ne s'étendent pas à une trop grande surface du tégument, ne s'accompagnent d'aucune réaction générale, et ne réclament d'autre traitement que celui des brûlures au premier et au deuxième degré.

Contre les accidents généraux on agira promptement. On transportera le malade dans un lieu frais, si faire se peut ; puis on l'éventera énergiquement, toutefois par une transition graduée, on lui fera respirer des liquides volatils et stimulants. Afin de soustraire le calorique en excès on le soumettra le plus tôt possible aux affusions froides sur toutes les parties du corps, la tête et le rachis notamment. On lui fera ingérer des boissons glacées si on en a à sa disposition, et en cas de syncope on s'efforcera de lui ingurgiter un cordial, ou de l'acétate d'ammoniaque.

Tel doit être le traitement au début. Il s'agit ensuite de stimuler les centres nerveux. En premier lieu on emploiera les injections hypodermiques de sulfate de quinine, que j'ai vu pousser, suivant la gravité des cas, à des doses dépassant de beaucoup celles que l'on considère en France comme des maxima. Ce mode de traitement qui remplit si bien les conditions dans les cas où le doute peut exister entre un coup de chaleur pur et un accès pernicieux à forme comateuse, a aussi son efficacité dans les cas graves : « En circulation dans le sang, dit M. Gubler, la quinine exerce une action tonique sur l'ensemble du système capillaire qu'elle tend à resserrer et dont elle amoindrit par conséquent les actes organico-chimiques. Son action se traduit sur l'encéphale par une série de symptômes se rattachant à l'anémie et à l'hyposthénie cérébrales. »

Lorsque les accidents consécutifs n'ont pas pu être enrayés, en présence de l'asphyxie, par exemple, on pourra faire usage de la saignée générale qui a toujours pour effet de dégorger, momentanément au moins, le système veineux ; elle trouvera surtout son indication dans les cas de tempérament pléthorique, avec un pouls résistant. D'ailleurs à cette période de la maladie, on ne retire le plus souvent de la veine, que quelques grammes d'un sang noir. On pourra également avoir recours aux saignées locales, on appliquera des sangsues aux mastoïdes. Pour résister aux progrès du coma, on utilisera les effets des frictions énergiques sur la peau, des flagellations, des révulsifs-dérivatifs, le marteau de Mayer, par exemple, et les sinapismes aux membres inférieurs.

Quant au traitement interne, nous avons déjà indiqué les bons effets des injections de quinine et de l'ingestion de boissons fraîches ou stimulantes. Nous parlerons ici du bromure de potassium qui a été employé dans ces derniers temps avec succès au Rio-Nunez par le D' Corre. Ce médicament agirait particulièrement ici comme vaso-moteur, et par suite posséderait une action centrale décongestionnante sur les viscères. Il aurait surtout réussi dans les cas de moyenne intensité.

Enfin, on s'efforcera de ramener les excrétions sudorales. Nous avons vu plus haut quelle importance avait la transpiration cutanée dans l'évolution de cette maladie, quel rôle sa suppression jouait dans l'apparition des accidents. Nous avons fait remarquer que la guérison, quand elle avait lieu, était annoncée par le retour de cette fonction. Aussi est-ce vers ce but que plusieurs praticiens ont dirigé leurs efforts thérapeutiques. M. Landouzy recommande l'emploi de la pilocarpine en vue d'une action à exercer sur les centres excito-sudoraux, et c'est une expérience qui a été faite, d'après Zuber, en Allemagne, avec quelque succès.

Quant aux suites médiates du coup de chaleur, aux accidents oculo-papillaires, aux troubles profonds de la rétine, et enfin aux troubles intellectuels consécutifs, ils seront l'objet des soins attentifs du médecin, mais leur étude si complexe et si délicate ne saurait entrer dans le cadre de ce modeste travail.

Observation I

Deux cas de mort subite par l'action prolongée d'une chaleur excessive,
observations empruntées au Dr Mesnil.

« Dans les premiers jours de juillet 1864, le transport
à deux batteries *le Japon*, partait de Suez, à destination de
Cochinchine, avec un plein chargement de matériel et
1100 hommes, équipage et passagers.

Les premiers jours de la traversée furent pénibles ; la
chaleur était très forte, et tout le monde se plaignait. Mais
ce fut bien autre chose quand nous approchâmes du détroit
du Bab-El-Mandeb : la chaleur devint accablante. Le
pont avait été recouvert d'une tente ; tous les sabords
étaient ouverts ; mais pas un souffle de brise ne venait
tempérer cette chaleur insupportable. C'est que la brise,
très faible d'ailleurs à cette époque de l'année, court du
nord au sud, dans le même sens que le navire qui nous
transportait. Tout le monde se plaignait d'une soif ardente,
d'un malaise insupportable, avec anxiété respiratoire et
affaissement musculaire profond.

La température sur le pont, à deux heures de l'après-
midi, était de 37° c. ; dans la batterie haute elle était de
43°, et dans la batterie basse de 47°. Le soir, la chaleur
était tout aussi accablante : c'est alors que nous fûmes
témoin de deux morts rapides sur deux passagers.

Le sujet de la première observation est un nommé
P. caporal-fourrier, passager, âgé de 24 ans, d'une constitution robuste, ayant des habitudes alcooliques, n'ayant

pas séjourné dans les pays chauds et n'ayant jamais eu de fièvre intermittente. Pendant la journée du 14, cet homme se plaignait à ses camarades de céphalalgie et de malaise général. Il resta couché pendant deux heures sur le pont, recouvert, comme nous l'avons dit, d'une simple tente et où le thermomètre marquait 37°. Le temps était couvert et le soleil voilé par de légers nuages. A six heures du soir, le malade, qui se trouvait dans la batterie haute, tombe privé de connaissance et est transporté sur le champ à l'hôpital du bord, où nous constatons les symptômes suivants : face vultueuse, état comateux et apoplectique ; paupières écartées, fixes ; saillie considérable des globes oculaires, pupilles contractées ; légers mouvements convulsifs au début, avec raideur musculaire, qui disparaît peu à peu pour faire place à la résolution. Abolition complète du sentiment ; les excitations ne sont pas senties ; la déglution ne s'opère plus et les liquides introduits dans la bouche sont rejetés sans provoquer de mouvement de déglutition, ou pénètrent en partie dans la trachée ; une selle involontaire. La respiration est inégale, suspirieuse, accompagnée d'une sorte de bouillonnement, dû à la présence d'abondantes mucosités dans les voies aériennes, mucosités qui s'écoulent par la bouche sous forme d'une bave écumeuse abondante. Le pouls est développé, dur et fréquent. La peau est littéralement brûlante et cause à la main une sensation très désagréable.

On pratique une saignée qui donne une petite quantité de sang noir et épais, le jet s'arrête rapidement ; on en obtient à peine cinquante grammes.

La respiration s'embarrasse de plus en plus ; elle est

toujours suspirieuse, entrecoupée, comme convulsive ; il semble que le diaphragme soit contracturé et que les mouvements d'inspiration ne s'accomplissent plus que sous l'influence des muscles accessoires. Le pouls devient petit et augmente de fréquence, la peau se couvre d'une légère moiteur, tout en conservant sa chaleur extrème, et la mort arrive une heure après le début des accidents, par arrêt subit de la respiration.

Une chose à noter, c'est l'apparition rapide de la rigidité cadavérique. Le cadavre conserva longtemps sa chaleur, et, le lendemain, sa température était encore très-élevée.

Observation II

Le même jour, le nommé K..., apprenti-marin, passager, d'une constitution faible et débilitée, enclin à la nostalgie, se trouvait à l'hôpital depuis une dizaine de jours, pour diarrhée. Il fut témoin de la mort du nommé P... D'après des renseignements certains, il n'avait pas quitté l'hôpital dans la journée, et n'avait pu être, par conséquent, exposé aux rayons solaires. Je dois ajouter que l'hôpital était situé dans la batterie haute, entre les cuisines, à l'arrière, et le poste de l'équipage, à l'avant. Étroit et mal aéré, la chaleur y était accablante et l'air vicié par la présence constante de plusieurs malades.

Quelques instants après la mort de P. K.., le sujet de cette seconde observation était pris de symptômes à peu près semblables ; après quelques mouvements convulsifs, avec raideur musculaire, il avait perdu connaissance ; le pouls était précipité, la peau était brûlante, comme dans l'observation précédente, la face était moins congestionnée; mais la respiration présentait les mêmes caractères : elle semblait s'opérer uniquement par les muscles accessoires. Le diaphragme paraissait n'y prendre qu'une très faible part. Un quart d'heure après le début, le malade succombait, et le cadavre présentait aussitôt une raideur remarquable et conservait longtemps sa chaleur élevée.

Comme on le voit ces deux malades ont présenté des symptômes de congestion pulmonaire et de congestion cérébrale. Plus récemment, en juin 1879 à bord du transport *le Tonkin* qui se rendait également en Cochinchine, on a pu observer à quelques heures d'intervalle deux cas de mort subite analogues à ceux qui font l'objet des deux observations précédentes. L'aumônier du bord et un aide-médecin passager moururent en quelques instants, mais leur autopsie ne peut être faite et le médecin du bord ne put attribuer leur mort au coup de chaleur qu'à la constatation des symptômes *post mortem* (élévation prolongée de la température, rigidité cadavérique).

Observation III

Cas de moyenne intensité terminé par une prompte guérison.

Esnault Eugène, soldat au 2ᵉ régiment d'infanterie de marine, âgé de 23 ans, n'ayant qu'un mois de séjour dans la colonie, garçon de café, de son ancienne profession, est atteint d'un coup de chaleur, le 23 juillet 1879, à Saïgon.

Cet homme étant employé à porter des lits, de la caserne à bord de l' « *Avalanche* », de 8 heures et demie du matin à 10 heures, est tombé à cette heure là sans connaissance et est arrivé en voiture à l'infirmerie, dans cet état. Aussitôt on lui fait des affusions froides et on lui applique des sinapismes aux membres inférieurs, qui amènent une certaine amélioration, mais la torpeur est toujours grande, et les signes de congestion cérébrale persistent. Le malade se plaint de céphalalgie intense ; la face est injectée, la peau chaude, le pouls plein, la langue rouge et sèche, la constipation est opiniâtre depuis trois jours, avec envies de vomir. Température le soir, 37°,6. Prescription du même jour : Glace sur la tête. Lavement avec l'huile de ricin 40 gr. Injection de sulfate de quinine ; comme boisson du thé et enfin une potion avec bromure de potassium 2 gr.

24 juillet. — Une selle. Céphalalgie moindre. Le malade a uriné ce matin pour la première fois depuis l'accident ; les urines sont copieuses. Température 36°,8. Prescription : Soupe au vermicelle, potion avec bromure de potassium 2 gr.

29 juillet. — Etourdissement dans la soirée. Prescription : Vin de quinquina et douche.

Ce malade est renvoyé le 1er août à sa compagnie, en parfait état de santé.

Observation IV

Un cas de coup de chaleur compliqué d'un accès de fièvre intermittente
(Cas emprunté au Dr Grimaud).

M. F., maître mécanicien à bord de l'aviso l'*Achéron*,
passe toute une journée au soleil à surveiller les travaux qui se
font au dehors de son navire (rade de Fort de France,
Martinique). Dans l'après-midi, M. F. qui cependant
avait une coiffe blanche et un couvre-nuque à son chapeau, pour se préserver de l'ardeur du soleil, se sent pris
tout à coup de faiblesse générale, avec céphalalgie bour-
donnement d'oreilles, vertiges bientôt suivis de nausées
et de vomissements. Ces symptômes ne tardent pas à
s'accompagner de frissons violents avec claquements des
dents.

A son arrivée à bord M. F. présente les symptômes
suivants : yeux rouges et larmoyants, photophobie ; les
pupilles sont fortement contractées ; la peau est sèche et
brûlante. Le pouls donne 130 pulsations ; les veines du
front et du cou sont fortement gonflées, les frissons violents me font songer à un accès paludéen. M. F. me dé-
clare n'avoir jamais eu un seul accès de fièvre intermittente
pendant les séjours antérieurs qu'il a fait dans les pays
chauds.

J'ai affaire à une insolation coexistant avec un premier
accès paludéen. J'ai tout lieu d'espérer qu'il ne sera pas
pernicieux, les accès pernicieux d'emblée étant fort rares :
prescriptioes solution de sulfate, de quinine 1 gramme à

prendre en deux fois à une demi-heure d'intervalle ; application de deux sangsues à chaque apophyse mastoïde. Des compresses froides sur la tête ; des sinapismes aux membres inférieurs.

A la visite du lendemain matin je trouve un mieux manifeste dans l'état du malade. Plus de fièvre, la peau a sa température normale ; le pouls est à 80. La céphalalgie et tous les symptômes de congestion cérébrale se sont amendés. Prescription : potage, limonade citrique, sulfate de quinine 0,50 centigr.

Les jours suivants même état, la quinine est continuée. Trois semaines après le malade était complètement guéri.

Imprimerie A. DERENNE, Mayenne, — Paris, boulevard St-Michel. 52.

Imprimerie A. DERENNE, Mayenne. — Paris, boulevard St-Michel, 52.

www.ingramcontent.com/pod-product-compliance
Lightning Source LLC
Chambersburg PA
CBHW071257130726
47998CB00003B/1234